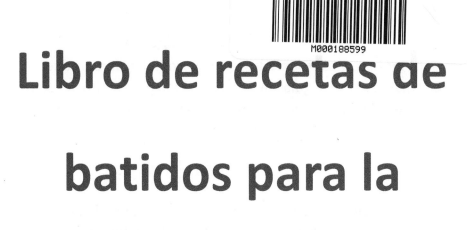

Libro de recetas de batidos para la salud

Recetas rápidas y sin esfuerzo para estar sano

Ally Stewart

Aviso legal

La información contenida en este libro y su contenido no están diseñados para sustituir o tomar el lugar de cualquier forma de asesoramiento médico o profesional; y no está destinado a sustituir la necesidad de asesoramiento o servicios médicos, financieros, legales u otros profesionales independientes, según sea necesario. El contenido y la información de este libro se han proporcionado únicamente con fines educativos y de entretenimiento.

El contenido y la información contenida en este libro han sido recopilados de fuentes consideradas fiables, y son exactos según el leal saber y entender del Autor. Sin embargo, el Autor no puede garantizar su exactitud y validez y no se hace responsable de los errores y/u omisiones. Además, periódicamente se introducen cambios en este libro cuando es necesario. Cuando sea apropiado y/o necesario, usted debe consultar a un profesional (incluyendo pero no limitado a su médico, abogado, asesor financiero o cualquier otro asesor profesional) antes de usar cualquiera de los remedios, técnicas o información sugeridos en este libro.

Al utilizar el contenido y la información contenida en este libro, usted se compromete a eximir al Autor de cualquier daño, coste y gasto, incluidos los honorarios legales que puedan resultar de la aplicación de cualquier información proporcionada por este libro. Esta exención de responsabilidad se aplica a cualquier pérdida, daño o perjuicio

Índice de contenidos

Introducción

Los batidos son una forma estupenda de introducir en el cuerpo los nutrientes esenciales de la fruta y la verdura. Los batidos son también una gran manera de obtener una tonelada de calorías en su cuerpo rápidamente. Los batidos son especialmente buenos para el desayuno, ya que pueden servirte hasta la hora de la comida.

Los batidos son una forma estupenda de empezar el día porque son rápidos y fáciles de hacer. También son una forma estupenda de aportar muchos nutrientes a tu día. Los batidos son deliciosos y nutritivos. Son una forma estupenda de introducir varias raciones de fruta y verdura en tu dieta si buscas una forma rápida y sencilla de aumentar tu nutrición. Además, los batidos son fáciles de preparar.

Errores comunes que hay que evitar durante el batido

Si eres un aficionado a los batidos, es muy natural que te encuentres con algunas dificultades al principio. Los siguientes consejos le ayudarán a resolver algunos de los problemas más comunes:

- **Demasiado espumoso:** Si el problema es la formación de espuma, intente añadir un poco menos de líquido y no mezcle durante demasiado tiempo. También puede retener una parte del líquido y añadirlo gradualmente más tarde, una vez que la otra mitad de los ingredientes esté bien mezclada. Tenga en cuenta que cuando utilice ingredientes base, como el aguacate, el plátano, etc., no necesitará mucho líquido, ya que ya tienen una buena cantidad de líquido por sí mismos.

- **Demasiado líquido:** Si el batido le resulta demasiado líquido, reduzca la cantidad de líquido y añada más ingredientes espesantes.

- **No es lo suficientemente dulce/sabroso:** Añada un poco del edulcorante natural que desee; la miel, los dátiles o el jarabe de arce son buenas opciones.

- **Demasiado amargo:** Una excelente manera de combatir el amargor es reducir el número de verduras y añadir algunas frutas.

- **No mezclar correctamente:** Si ves que no puedes mezclar bien los ingredientes, intenta cortarlos en trozos pequeños y añadirlos a la batidora. Esto suele resolver el problema.

Batidos 1

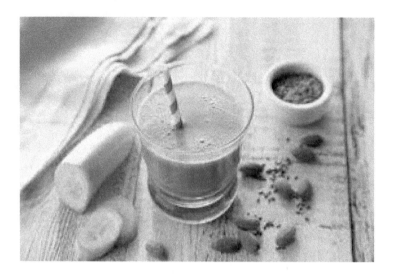

Batido de café vigorizante

Tiempo de preparación: 5 minutos

Tiempo de cocción: 5 minutos

Porciones: 1

Ingredientes:

- 1 plátano, cortado en rodajas y congelado
- ½ taza de café fuerte
- ½ taza de leche
- ¼ de taza de copos de avena
- 1 cucharadita de mantequilla de nueces

Direcciones:

Mezclar todos los ingredientes hasta que quede una mezcla
homogénea.

Disfrute de su bebida matutina.

La nutrición:

Calorías 414

Grasa 20,6 g

Carbohidratos 5,6 g

Azúcar 1,3 g

Proteína 48,8 g

Colesterol 58 mg

Batido verde con vitaminas

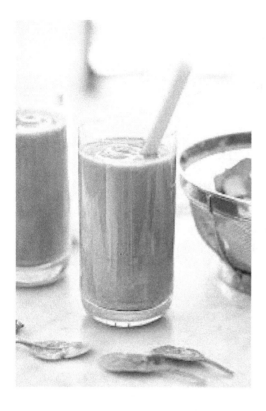

Tiempo de preparación: 5 minutos

Tiempo de cocción: 5 minutos

Raciones: 2

Ingredientes:

- 1 taza de leche o zumo
- 1 taza de espinacas o col rizada

- ½ taza de yogur natural
- 1 kiwi
- 1 cucharada de chía o lino
- 1 cucharadita de vainilla

Direcciones:

Mezclar la leche o el zumo y las verduras hasta que quede suave.
Añada el resto de los ingredientes y continúe mezclando hasta que quede suave de nuevo.
Disfruta de tu deliciosa bebida!

La nutrición:

Calorías 397

Grasa 36,4 g

Carbohidratos 4 g

Azúcar 1 g

Proteínas 14,7 g

Colesterol 4 mg

Batido de fresa y pomelo

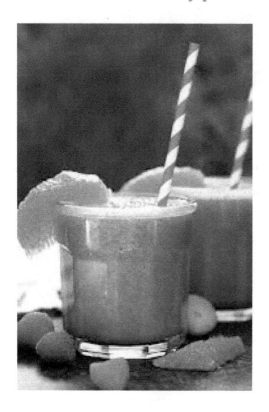

Tiempo de preparación: 5 minutos

Tiempo de cocción: 5 minutos

Porciones: 2

Ingredientes:

- 1 plátano
- ½ taza de fresas congeladas

- 1 pomelo
- ¼ de taza de leche
- ¼ de taza de yogur natural
- 2 cucharadas de miel
- ½ cucharadita de jengibre picado

Direcciones:

Con una batidora, mezclar todos los ingredientes.

Cuando esté suave, completa tu bebida con una rodaja de pomelo y ¡disfrútala!

La nutrición:

Calorías 233

Grasa 7,9 g

Carbohidratos 3,2 g

Azúcar 0,1 g

Proteínas 35,6 g

Colesterol 32 m

Batido de naranja inspirador

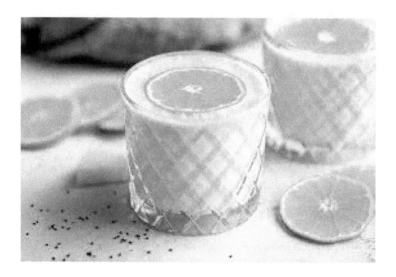

Tiempo de preparación: 5 minutos

Tiempo de cocción: 5 minutos

Porciones: 1

Ingredientes:

- 4 mandarinas peladas
- 1 plátano, cortado en rodajas y congelado
- ½ taza de yogur griego descremado
- ¼ de taza de agua de coco
- 1 cucharadita de extracto de vainilla
- 5 cubitos de hielo

Direcciones:

Con una batidora, batir todos los ingredientes.
Disfrute de su bebida.

La nutrición:

Calorías 256

Grasa 13,3 g

Carbohidratos 0 g

Azúcar 0 g

Proteínas 34,5 g

Colesterol 78 mg

Batido de plátano y arándanos rico en proteínas

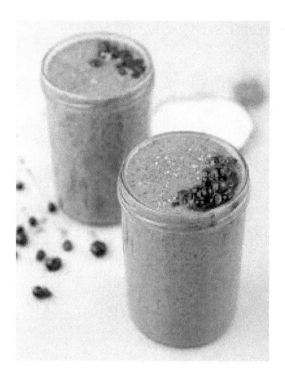

Tiempo de preparación: 5 minutos

Tiempo de cocción: 5 minutos

Raciones: 2

Ingredientes:

- 1 taza de arándanos congelados
- 2 plátanos maduros
- 1 taza de agua

- 1 cucharadita de extracto de vainilla
- 2 cucharadas de semillas de chía
- ½ taza de requesón
- 1 cucharadita de ralladura de limón

Direcciones:

Ponga todos los ingredientes del batido en la batidora y bátalos hasta que queden bien.

Disfruta de tu maravilloso batido!

La nutrición:

Calorías 358

Grasa 19,8 g

Carbohidratos 1,3 g

Azúcar 0,4 g

Proteína 41,9 g

Colesterol 131 mg

Batido de jengibre con cítricos y menta

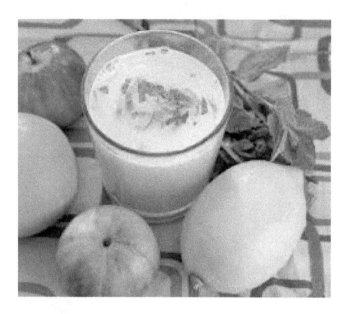

Tiempo de preparación: 5 minutos

Tiempo de cocción: 3 minutos

Porciones: 3

Ingredientes:

- 1 cabeza de lechuga romana, cortada en 4 trozos
- 2 cucharadas de semillas de cáñamo
- 5 mandarinas peladas
- 1 plátano congelado
- 1 zanahoria

- 2-3 hojas de menta
- ½ trozo de raíz de jengibre, pelado
- 1 taza de agua
- ¼ de limón, pelado
- ½ taza de hielo

Direcciones:

Poner todos los ingredientes del batido en una batidora y batir hasta que esté suave.

Que lo disfrutes.

La nutrición:

Calorías 101

Grasa 4 g

Carbohidratos 14 g

Azúcar 1 g

Proteína 2 g

Colesterol 3 mg

Batido de fresa y remolacha

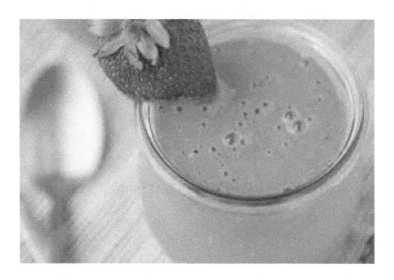

Tiempo de preparación: 5 minutos

Tiempo de cocción: 50 minutos

Raciones: 2

Ingredientes:

- 1 remolacha roja, recortada, pelada y cortada en cubos
- 1 taza de fresas cortadas en cuartos
- 1 plátano maduro
- ½ taza de yogur de fresa
- 1 cucharada de miel
- 1 cucharada de agua
- Leche, al gusto

Direcciones:

Rocíe los cubos de remolacha con agua, colóquelos en papel de aluminio y métalos en el horno (precalentado a 204°C). Hornear durante 40 minutos.

Dejar enfriar la remolacha horneada.

Combine todos los ingredientes del batido.

Disfruta de tu fantástica bebida.

La nutrición:

Calorías 184

Grasa 9,2 g

Carbohidratos 1 g

Azúcar 0,4 g

Proteínas 24,9 g

Colesterol 132 mg

Batido de mantequilla de cacahuete

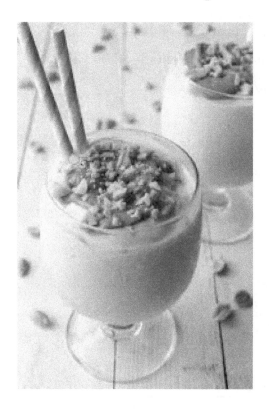

Tiempo de preparación: 5 minutos

Tiempo de cocción: 5 minutos

Raciones: 2

Ingredientes:

- 1 taza de leche vegetal
- 1 puñado de col rizada

- 2 plátanos congelados
- 2 cucharadas de mantequilla de cacahuete
- ½ cucharadita de canela molida
- ¼ cucharadita de vainilla en polvo

Direcciones:

Utilice una batidora para combinar todos los ingredientes de su
batido.
Que lo disfrutes.

La nutrición:

Calorías 184

Grasa 9,2 g

Carbohidratos 1 g

Azúcar 0,4 g

Proteínas 24,9 g

Colesterol 132 mg

Chocolate caliente

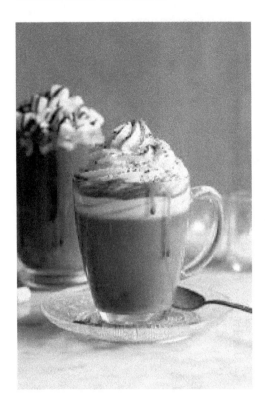

Tiempo de preparación: 5 minutos

Tiempo de cocción: 15 minutos

Raciones: 2

Ingredientes:

- Una pizca de azúcar moreno
- 2 tazas de leche, de soja o de almendras, sin endulzar

- 2 cucharadas de cacao en polvo
- ½ taza de chocolate vegano

Direcciones:

En una cacerola mediana, a fuego medio, llevar la leche a ebullición. Incorporar el cacao en polvo.

Retirar del fuego, añadir una pizca de azúcar y el chocolate. Remover bien hasta que esté suave, servir y disfrutar.

Consejos:

También puedes sustituir la leche de almendras o de soja por leche de coco.

La nutrición:

Calorías 452

Carbohidratos: 29,8g

Proteínas: 15,2g

Grasa: 30,2g

Batido de chai y chocolate

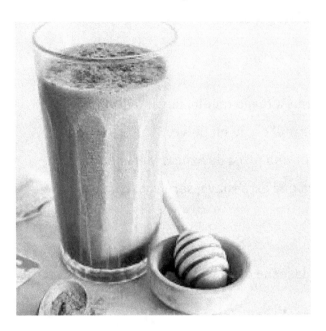

Tiempo de preparación: 5 minutos

Tiempo de cocción: 15 minutos

Porciones: 2 porciones

Ingredientes:

- 1 y ½ tazas de leche de almendras, endulzada o sin endulzar
- 3 plátanos, pelados y congelados 12 horas antes de su uso
- 4 dátiles sin hueso
- 1 y ½ cucharaditas de chocolate en polvo, endulzado o sin endulzar
- ½ cucharadita de extracto de vainilla

- ½ cucharadita de canela
- ¼ de cucharadita de jengibre molido
- Una pizca de cardamomo molido
- Una pizca de clavo molido
- Una pizca de nuez moscada molida
- ½ taza de cubitos de hielo

Direcciones:

Añade todos los ingredientes a la batidora, excepto los cubitos de hielo. Pulse hasta que esté suave y cremoso, añada los cubitos de hielo, pulse un par de veces más y sirva.

Consejos:

Los dátiles aportan suficiente dulzor a la receta, sin embargo, puedes añadir sirope de arce o miel para obtener una bebida más dulce.

La nutrición:

Calorías 452

Carbohidratos: 29,8g

Proteínas: 15,2g

Grasa: 30,2g

Agua infusionada de colores

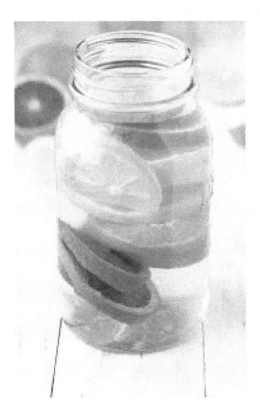

Tiempo de preparación: 5 minutos

Tiempo de cocción: 1 hora

Porciones: 8 porciones

Ingredientes:

- 1 taza de fresas, frescas o congeladas
- 1 taza de arándanos, frescos o congelados

- 1 cucharada de polvo de baobab
- 1 taza de cubitos de hielo
- 4 tazas de agua con gas

Direcciones:

En una jarra de agua grande, añade el agua con gas, los cubitos de hielo y el polvo de baobab. Remuévelo bien.

Añade las fresas y los arándanos y cubre el agua infusionada, guárdala en la nevera durante una hora antes de servirla.

Consejos:

Almacenar durante 12 horas para obtener un sabor óptimo y beneficios nutricionales.

En lugar de utilizar fresas y arándanos, añada rodajas de limón y seis hojas de menta, una taza de mangos o cerezas, o media taza de verduras de hoja verde como col rizada y/o espinacas.

La nutrición:

Calorías 163

Carbohidratos: 4,1g

Proteínas: 1,7g

Grasa: 15,5g

Té de hibisco

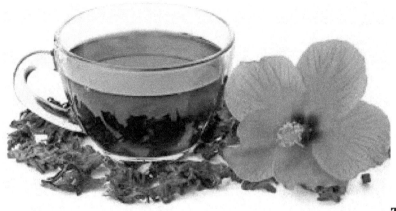

Tiempo de preparación: 1 minuto

Tiempo de cocción: 5 minutos

Porciones: 2 porciones

Ingredientes:

- 1 cucharada de pasas, cortadas en dados
- 6 Almendras crudas y sin sal
- ½ cucharadita de polvo de hibisco
- 2 tazas de agua

Direcciones:

Lleva el agua a ebullición en un cazo pequeño, añade el polvo de hibisco y las pasas. Remover bien, tapar y dejar cocer a fuego lento durante dos minutos más.

Colar en una tetera y servir con una guarnición de almendras.

Consejos:

Como alternativa a esta infusión, no la cuele y sírvala con los trozos de pasas aún revoloteando en la taza.

También puedes servir este té frío para los días más calurosos.

Duplique o triplique la receta para tener té helado para disfrutar durante la semana sin tener que hacer una olla fresca cada vez.

La nutrición:

Calorías 139

Carbohidratos: 2.7g

Proteínas: 8,7g

Grasa: 10,3

Té helado de limón y romero

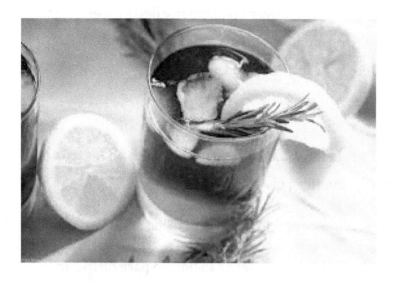

Tiempo de preparación: 5 minutos

Tiempo de cocción: 10 minutos

Porciones: 4 porciones

Ingredientes:

- 4 tazas de agua
- 4 bolsas de té earl grey
- ¼ de taza de azúcar
- 2 limones
- 1 ramita de romero

Direcciones:

Pelar los dos limones y reservar la fruta.

En una cacerola mediana, a fuego medio, combine el agua, el azúcar y las cáscaras de limón. Llévalo a ebullición.

Retirar del fuego y colocar el romero y el té en la mezcla. Tapar la cacerola y dejar reposar durante cinco minutos.

Añadir el zumo de los dos limones pelados a la mezcla, colar, enfriar y servir.

Consejos: Omita el azúcar y utilice miel al gusto.

No apriete las bolsas de té, ya que pueden hacer que el té se vuelva amargo.

La nutrición:

Calorías 229

Carbohidratos: 33,2g

Proteínas: 31,1g

Grasa: 10,2g

Té helado de lavanda y menta

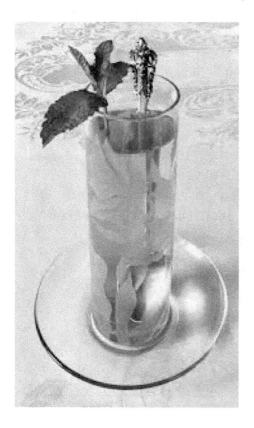

Tiempo de preparación: 5 minutos

Tiempo de cocción: 10 minutos

Porciones: 8 porciones

Ingredientes:

- 8 tazas de agua
- 1/3 de taza de bujías de lavanda secas

- ¼ de taza de menta

Direcciones:

Añade la menta y la lavanda a una olla y resérvala.

Añade ocho tazas de agua hirviendo a la olla. Endulzar al gusto, tapar y dejar reposar durante diez minutos. Colar, enfriar y servir.

Consejos:

Utiliza el edulcorante que prefieras al preparar este té helado.

Añada licores para convertir este té helado en un cóctel de verano.

La nutrición:

Calorías 266

Carbohidratos: 9,3g

Proteínas: 20,9g

Grasa: 16,1g

Limonada de pera

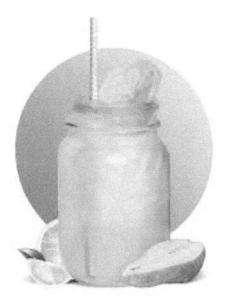

Tiempo de preparación: 5 minutos

Tiempo de cocción: 30 minutos

Porciones: 2 porciones

Ingredientes:

- ½ taza de pera, pelada y cortada en dados
- 1 taza de zumo de limón recién exprimido
- ½ taza de agua fría

Direcciones:

Añade todos los ingredientes a la batidora y bate hasta que se

hayan mezclado. La pera hace que la limonada sea espumosa,

pero esto se asentará.

Poner en la nevera para que se enfríe y servir.

Consejos:

Conservar en un recipiente cerrado en el frigorífico hasta cuatro días.

Mete el limón fresco en el microondas durante diez minutos antes de hacer el zumo, puedes extraer más zumo si haces esto.

La nutrición:

Calorías: 160

Carbohidratos: 6,3g

Proteínas: 2,9g

Grasa: 13,6g

Tónico desintoxicante de jengibre energizante

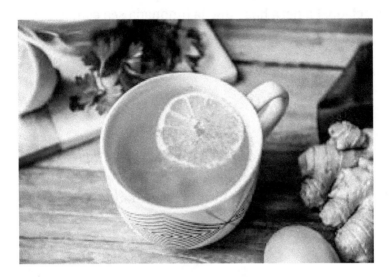

Tiempo de preparación: 15 minutos

Tiempo de cocción: 10 minutos

Porciones:

Ingredientes:

- 1/2 cucharadita de jengibre rallado, fresco
- 1 rodaja de limón pequeña
- 1/8 cucharadita de pimienta de cayena
- 1/8 de cucharadita de cúrcuma molida
- 1/8 de cucharadita de canela molida
- 1 cucharadita de jarabe de arce
- 1 cucharadita de vinagre de sidra de manzana

- 2 tazas de agua hirviendo

Direcciones:

Vierta el agua hirviendo en una cacerola pequeña, añada y
remueva el jengibre, luego déjelo reposar de 8 a 10 minutos,
antes de tapar la cacerola.

Pasar la mezcla por un colador y en el líquido, añadir la pimienta
de cayena, la cúrcuma, la canela y remover bien.

Añadir el jarabe de arce, el vinagre y la rodaja de limón.

Añadir y remover un limón infusionado y servir inmediatamente.

La nutrición:

Calorías 443

Carbohidratos:9,7 g

Proteínas: 62,8g

Grasa: 16,9g

Bebida caliente de limón con especias

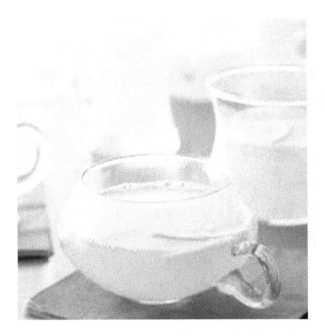

Tiempo de preparación: 10 minutos

Tiempo de cocción: 2 horas

Porciones: 12

Ingredientes:

- 1 rama de canela, de unos 5 cm de largo
- 1/2 cucharadita de clavos enteros
- 2 tazas de azúcar de coco
- 4 onzas líquidas de zumo de piña
- 1/2 taza y 2 cucharadas de zumo de limón

- 12 onzas líquidas de zumo de naranja
- 2 1/2 cuartos de agua

Direcciones:

Vierte el agua en una olla de cocción lenta de 6 cuartos y remueve bien el azúcar y el zumo de limón.

Envuelve la canela y los clavos enteros en una estameña y ata sus esquinas con un hilo.

Sumergir esta bolsa de estameña en el líquido presente en la olla de cocción lenta y cubrirla con la tapa.

A continuación, enchufa la olla de cocción lenta y deja que se cocine a fuego alto durante 2 horas o hasta que se caliente bien.

Cuando esté hecho, deseche la bolsa de estameña y sirva la bebida caliente o fría.

La nutrición:

Calorías 523

Carbohidratos: 4.6g

Proteínas: 47,9g

Grasa: 34,8g

Bebida relajante de té de jengibre

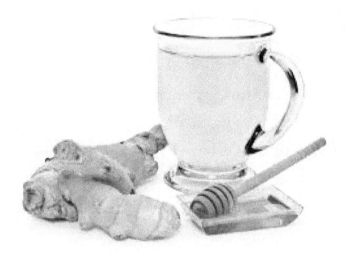

Tiempo de preparación: 5 minutos

Tiempo de cocción: 2 horas y 20 minutos

Porciones: 8

Ingredientes:

- 1 cucharada de jengibre picado
- 2 cucharadas de miel
- 15 bolsas de té verde
- 32 onzas líquidas de zumo de uva blanca
- 2 litros de agua hirviendo

Direcciones:

1. Vierta agua en una olla de cocción lenta de 4 cuartos, sumerja las bolsitas de té, tape la olla y deje reposar durante 10 minutos.
2. Después de 10 minutos, retire y deseche las bolsas de té e incorpore el resto de los ingredientes.
3. Vuelva a tapar la olla de cocción lenta, enchúfela y deje que se cocine a fuego alto durante 2 horas o hasta que esté bien caliente.
4. Cuando esté hecho, cuele el líquido y sírvalo caliente o frío.

La nutrición:

Calorías 232

Carbohidratos: 7,9g

Proteínas: 15,9g

Grasa: 15,1g

Sidra de cereza con especias

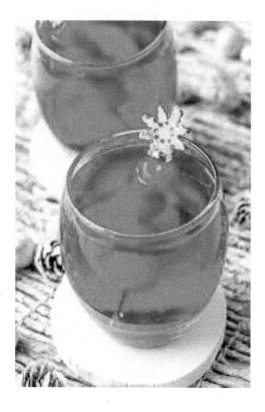

Tiempo de preparación: 1 hora y 5 minutos

Tiempo de cocción: 3 horas

Porciones: 16

Ingredientes:

- 2 palos de canela, cada uno de unos 5 cm de largo
- 6 onzas de gelatina de cereza

- 4 cuartos de sidra de manzana

Direcciones:

1. En una olla de cocción lenta de 6 cuartos, vierta la sidra de manzana y añada la rama de canela.
2. Revuelve y luego cubre la olla de cocción lenta con su tapa. Enchufa la olla y deja que se cocine durante 3 horas a fuego alto o hasta que se caliente bien.
3. A continuación, añada y remueva bien la gelatina y continúe la cocción durante otra hora.
4. Cuando esté hecho, retire las ramas de canela y sirva la bebida caliente o fría.

La nutrición:

Calorías 78

Carbohidratos: 13,2g

Proteínas: 2,8g

Grasa: 1,5g

Café aromático con especias

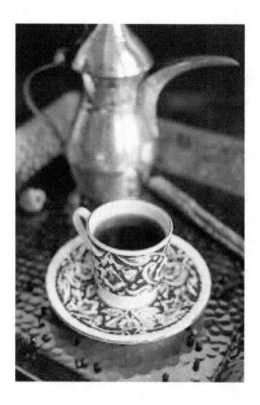

Tiempo de preparación: 10 minutos

Tiempo de cocción: 3 horas

Porciones: 8

Ingredientes:

- 4 palos de canela, cada uno de unos 5 cm de largo
- 1 1/2 cucharaditas de clavo de olor

- 1/3 de taza de miel
- 2 onzas de jarabe de chocolate
- 1/2 cucharadita de extracto de anís
- 8 tazas de café colado

Direcciones:

Vierte el café en una olla de cocción lenta de 4 cuartos y vierte el resto de los ingredientes, excepto la canela, y remueve bien.

Envuelve los clavos enteros en una estameña y ata sus esquinas con cuerdas.

Sumergir esta bolsa de estameña en el líquido presente en la olla de cocción lenta y cubrirla con la tapa.

A continuación, enchufa la olla de cocción lenta y deja que se cocine a fuego lento durante 3 horas o hasta que se caliente bien.

Cuando esté hecho, deseche la bolsa de estameña y sirva.

La nutrición:

Calorías 136

Grasa 12,6 g

Carbohidratos 4,1 g

Proteínas 10,3 g

Batidos 2

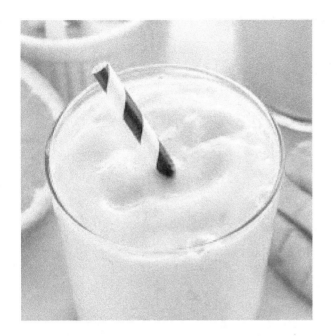

Ingrediente Batido de Mango

Tiempo de preparación: 5 minutos

Tiempo de cocción: 0 minutos

Porciones: 1

Ingredientes:

- Trozos de mango congelados: 1 taza
- Leche de avena: ½ taza
- Plátano congelado: 1 grande en rodajas

Direcciones:

Añadir todos los ingredientes a la batidora

Mezclar hasta que esté suave

La nutrición:

Carbohidratos: 67,1 g

Proteínas: 3,5 g

Grasas: 1,7 g

Calorías: 276 Kcal

Batido de espinacas y almendras

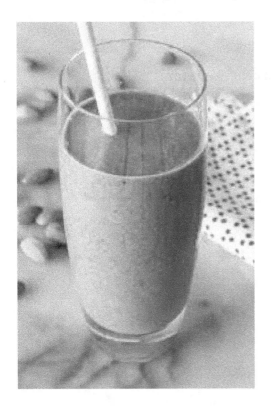

Tiempo de preparación: 5 minutos

Tiempo de cocción: 0 minutos

Porciones: 1

Ingredientes:

- Plátano grande: 1
- Cubitos de hielo: 4

- Almendras: ¼ de taza
- Espinacas frescas: 1 taza
- Copos de avena: 2 cucharadas
- Leche de almendras sin azúcar: ¾ de taza

Direcciones:

Añadir todos los ingredientes a la batidora

Mezclar hasta obtener una consistencia suave

La nutrición:

Carbohidratos: 49,2 g

Proteínas: 11,9 g

Grasas: 19,9 g

Calorías: 406Kcal

Batido de aguacate y espinacas

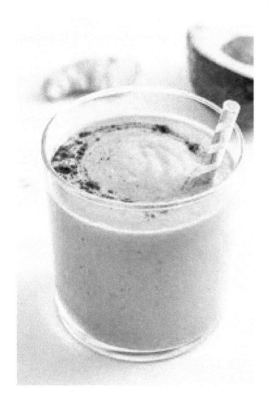

Tiempo de preparación: 5 minutos

Tiempo de cocción: 0 minutos

Raciones: 2

Ingredientes:

- Leche de coco: 1 taza
- Plátano congelado:1 pequeño en rodajas

- Aguacate: 1 pequeño
- Espinacas baby:1 ½ taza

Direcciones:

Añadir todos los ingredientes a la batidora

Mezclar hasta obtener una consistencia suave

La nutrición:

Carbohidratos: 29,2 g

Proteínas: 9,2 g

Grasas: 10,3 g

Calorías: 235 Kcal

Batido de plátano y kiwi

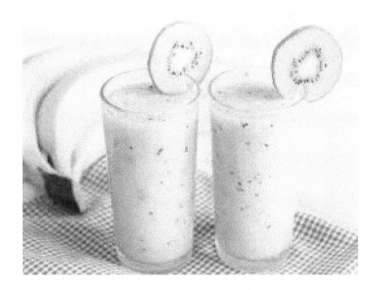

Tiempo de preparación: 5 minutos

Tiempo de cocción: 0 minutos

Porciones: 2

Ingredientes:

- Leche de coco: 1 taza
- Kiwi: 1 mediano pelado y cortado en rodajas
- Plátano congelado:1 pequeño en rodajas
- Aguacate: 1/2 pequeño
- Espinacas tiernas: 1 taza ligeramente envasada

Direcciones:

Añadir todos los ingredientes a la batidora

Mezclar hasta obtener una consistencia suave

La nutrición:

Carbohidratos: 29,1 g

Proteínas: 8,2 g

Grasas: 10,3 g

Calorías: 221 Kcal

Batido de plátano y fresa

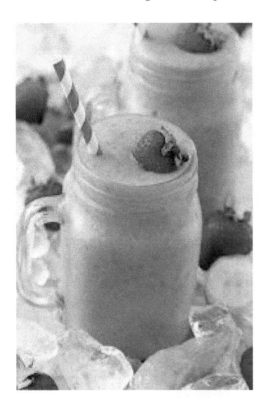

Tiempo de preparación: 5 minutos

Tiempo de cocción: 0 minutos

Raciones: 2

Ingredientes:

- Leche de almendras: ¼ de taza
- Fresas: 150g en rodajas

- Tofu sedoso: 150g
- Plátano: 1 maduro en rodajas
- Jarabe de arce: 1 cucharada
- Hielo

Direcciones:

Añadir todos los ingredientes a la batidora

Mezclar hasta obtener una consistencia suave

Para que quede más líquida, añada un poco de leche de almendras

Verter en un vaso y adornar con fresas

La nutrición:

Carbohidratos: 18,6 g

Proteínas: 8,4 g

Grasas: 2,5 g

Calorías: 370Kcal

Batido de arándanos y plátano

Tiempo de preparación: 5 minutos

Porciones: 1

Ingredientes:

- Avena: 25 g
- Plátano:1
- Arándanos: 150 g
- Espinacas:30 g
- Cualquier leche vegetal: 1 taza

Direcciones:

Añadir todos los ingredientes a la batidora

Mezclar hasta obtener una consistencia suave

Puedes añadir edulcorante natural para mejorar el sabor

La nutrición:

Carbohidratos: 79,1 g

Proteínas: 8,4 g

Grasas: 6,1 g

Calorías: 380 Kcal

Batido de arándanos

Tiempo de preparación: 10 minutos

Tiempo de cocción: 5 minutos

Raciones: 2

Ingredientes:

- Leche de almendras: ½ taza
- Arándanos congelados: 150 g
- Plátanos: 2 congelados y 2 normales
- Dátiles Medjool: 4
- Copos de avena: 50 g
- Semillas de chía:1 ½ cucharada

Direcciones:

Añadir todos los ingredientes a la batidora

Mezclar hasta obtener una consistencia suave

La nutrición:

Carbohidratos: 102,5 g

Proteínas: 7,8 g

Grasas: 18,3 g

Calorías: 556 Kcal

Batido de zanahoria y mantequilla

Tiempo de preparación: 5 minutos

Tiempo de cocción: 0 minutos

Raciones: 2

Ingredientes:

- Leche de coco: 1 taza
- Mantequilla de cacahuete: 2 cucharadas
- Plátano congelado: 1 pequeño en rodajas
- Zanahorias: 1/2 taza en rodajas

Direcciones:

Añadir todos los ingredientes a la batidora

Mezclar hasta obtener una consistencia suave

La nutrición:

Carbohidratos: 36,1 g

Proteínas: 11,8 g

Grasas: 18,0 g

Calorías: 338 Kcal

Batido de Coco Loco

Tiempo de preparación: 5 minutos

Tiempo de cocción: 0 minutos

Raciones: 2

Ingredientes:

- Leche de coco: 1 taza
- Flores de coliflor congeladas: ½ taza
- Cubos de mango congelados: 1 taza
- Mantequilla de almendra: 1 cucharada

Direcciones:

Añadir todos los ingredientes a la batidora

Mezclar a alta velocidad para que quede suave

La nutrición:

Carbohidratos: 18,2 g

Proteínas: 10,2 g

Grasas: 27,0 g

Calorías: 309 Kcal

Batido cremoso de zanahoria

Tiempo de preparación: 5 minutos

Tiempo de cocción: 0 minutos

Porciones: 4

Ingredientes:

- Leche de almendras: 2 tazas
- Ciruelas pasas: 60 g
- Plátano: 1
- Zanahorias: 150 g
- Nueces: 30 g
- Canela molida: ½ cucharadita
- Extracto de vainilla: 1 cucharadita
- Nuez moscada molida: ¼ cucharadita

Direcciones:

Añadir todos los ingredientes a la batidora

Mezclar a alta velocidad para que quede suave

La nutrición:

Carbohidratos: 14,9 g

Proteínas: 3 g

Grasas: 4,5 g

Calorías: 103 Kcal

Batido de chocolate con dátiles

Tiempo de preparación: 5 minutos

Tiempo de cocción: 0 minutos

Raciones: 2

Ingredientes:

- Cacao en polvo sin azúcar: 2 cucharadas
- Leche de nueces sin azúcar: 2 tazas
- Mantequilla de almendra 2 cucharadas
- Dátiles secos: 4 sin hueso
- Plátanos congelados: 2 medianos
- Canela molida: ¼ de cucharadita

Direcciones:

Añadir todos los ingredientes a la batidora

Mezclar hasta obtener una consistencia suave

La nutrición:

Carbohidratos: 72,1 g

Proteínas: 8 g

Grasas: 12,7 g

Calorías: 385 Kcal

Batido de dátiles, plátanos y pistachos

Tiempo de preparación: 5 minutos

Tiempo de cocción: 0 minutos

Porciones: 4

Ingredientes:

- Pistachos: 1 taza
- Calabaza cruda:175 g
- Clavos:1
- Nuez moscada: 1/8 cucharadita
- Fechas: 4
- Plátano:1
- Jengibre molido: 1/8 cucharadita
- Canela molida: 1 cucharadita
- Leche de anacardo: 500 ml
- Hielo: según sus necesidades

Direcciones:

Añadir todos los ingredientes a la batidora

Mezclar a alta velocidad para que quede suave

La nutrición:

Carbohidratos: 32,9 g

Proteínas: 9,7 g

Grasas: 15 g

Calorías: 320 Kcal

Batido verde de otoño

Tiempo de preparación: 5 minutos

Tiempo de cocción: 0 minutos

Porciones: 1

Ingredientes:

- Caqui: 1
- Espinacas: 1 taza
- Naranja: 1
- Agua: 1 taza
- Semillas de chía: 1 cucharada

Direcciones:

Añadir todos los ingredientes a la batidora

Mezclar hasta obtener una consistencia suave

Añade cubitos de hielo de la parte superior para que se enfríe

La nutrición:

Carbohidratos: 37,1 g

Proteínas: 6,5 g

Grasas: 5,4 g

Calorías: 183 Kcal

Batido de proteínas de higo

Tiempo de preparación: 5 minutos

Tiempo de cocción: 0 minutos

Porciones: 1

Ingredientes:

- Higos frescos: 2
- Leche de almendras: 1 taza
- Dátil seco: 1 sin hueso
- Extracto de vainilla: ¼ cucharadita
- Semillas de sésamo: 2 cucharadas

Direcciones:

Añadir todos los ingredientes a la batidora

Mezclar hasta obtener una consistencia suave

La nutrición:

Carbohidratos: 66,0 g

Proteínas: 16,1 g

Grasas: 18 g

Calorías: 435 Kcal

Batido de bayas congeladas

Tiempo de preparación: 5 minutos

Tiempo de cocción: 0 minutos

Raciones: 2

Ingredientes:

- Plátano: 1 maduro
- Bayas congeladas: 200g
- Leche de almendras: 250 ml

Direcciones:

Añade todos los ingredientes en la batidora

Mezclar para obtener una consistencia suave

Verter en los vasos y servir

La nutrición:

Carbohidratos: 14,9 g

Proteínas: 2,2 g

Grasas: 1,6 g

Calorías: 92 Kcal

Batido de jengibre y bayas

Tiempo de preparación: 5 minutos

Tiempo de cocción: 5 minutos

Porción: 2

Ingredientes:

- 2 tazas de leche de almendras
- 1 pomo de jengibre
- 1 taza de fresas congeladas
- 1 taza de frambuesas congeladas
- 1 taza de coliflor, al vapor antes de usarla en la receta

Direcciones:

Añada todos los ingredientes en una batidora, pulse hasta que esté suave y sirva.

La nutrición:

Carbohidratos: 23g

Proteínas: 2g

Grasas: 2g

Calorías: 110

Batido de lima y frambuesa

Tiempo de preparación: 5 minutos

Tiempo de cocción: 5 minutos

Porción: 2

Ingredientes:

- 1 taza de agua
- 1 plátano, pelado y congelado 12 horas antes de su uso
- 1 taza de frambuesas congeladas
- 1 cucharadita de aceite de coco
- 2 cucharaditas de zumo de lima
- 1 cucharadita de edulcorante de su elección

Direcciones:

Añada todos los ingredientes en una batidora, pulse hasta que esté suave y sirva.

La nutrición:

Carbohidratos: 33g

Proteínas: 13g

Grasas: 2g

Calorías: 195

Batido de aguacate, arándanos y chía

Tiempo de preparación: 5 minutos

Tiempo de cocción: 5 minutos

Raciones: 2

Ingredientes:

- 2 tazas de leche de almendras
- 2 tazas de arándanos congelados
- 1 aguacate, pelado y sin hueso
- 2 dátiles sin hueso
- 2 cucharadas de lino o chía
- ½ cucharadita de extracto de vainilla

Direcciones:

Añada los arándanos, el aguacate, los dátiles, la chía o el lino y el extracto de vainilla a una batidora. Pulse hasta que esté suave.

Añadir la leche de almendras y pulsar hasta que se combine con el resto de la mezcla, servir.

La nutrición:

Carbohidratos: 34 g

Proteínas: 3g

Grasas: 19 g

Calorías: 296

Batido de coco, frambuesa y quinoa

Tiempo de preparación: 5 minutos

Tiempo de cocción: 5 minutos

Raciones: 2

Ingredientes:

- 2 tazas de leche de coco
- 2 tazas de frambuesas congeladas
- 4 cucharadas de bayas de goji
- 2 dátiles sin hueso
- 1 taza de quinoa cocida
- 4 cucharadas de coco rallado

Direcciones:

Añada todos los ingredientes en una batidora, pulse hasta que esté suave y sirva.

La nutrición:

Carbohidratos: 45,3g

Proteínas: 10,1g

Grasas: 19,2g

Calorías: 415

Pasas - Batido de plumas (RPS)

Tiempo de preparación: 10 minutos

Tiempo de cocción: 0 minutos

Porciones: 1

Ingredientes:

- 1 cucharadita de pasas
- 2 Cereza dulce
- 1 Pluma negra desollada
- 1 Taza de Té de Hierbas Calmantes para el Estómago del Dr. Sebi/ polvo de espalda de Cuachalate,
- ¼ Agua de coco

Direcciones:

1. Poner una cucharadita de pasas en agua caliente durante 5 segundos y escurrir el agua completamente.
2. Enjuagar, cortar en cubos la cereza dulce y la ciruela negra sin piel
3. Ponga a hervir 1 taza de agua; ponga ¾ de la infusión de hierbas para calmar el estómago del Dr. Sebi durante 10 - 15 minutos.

4. Si no puedes conseguir la tisana calmante para el estómago del Dr. Sebi, puedes alternativamente, cocer 1 cucharadita de Cuachalate en polvo con 1 taza de agua durante 5 - 10 minutos, retirar el extracto y dejarlo enfriar.
5. Vierta todos los elementos del ARPS dentro de una batidora y bata hasta conseguir un batido homogéneo.
6. Ahora está bien, para que usted pueda disfrutar del inevitable batido de desintoxicación.

La nutrición:

Calorías: 150

Grasa: 1,2 g

Carbohidratos: 79 g

Proteínas: 3,1 g

Batidos 3

Batidos de clavo de olor (NCS)

Tiempo de preparación: 10 minutos

Tiempo de cocción: 0 minutos

Porciones: 1

Ingredientes:

- ¼ de taza de nori fresco
- 1 taza de plátano en cubos
- 1 cucharadita de cebolla picada o ¼ de cucharadita de cebolla en polvo
- ½ cucharadita de clavo de olor
- 1 taza de Dr. Sebi Energy Booster
- 1 cucharada de jarabe de agave

Direcciones:

1. Aclare los artículos ANCS con agua limpia.
2. Picar finamente la cebolla para tomar una cucharadita y cortar Nori fresco
3. Hervir 1½ cucharadita con 2 tazas de agua, retirar la partícula, dejar enfriar, medir 1 taza del extracto de té

4. Verter todos los elementos dentro de una batidora con el extracto de té y batir hasta conseguir batidos homogéneos.
5. Pásalo a una taza limpia y pasa un buen rato con un encantador desintoxicante y energizante para el cuerpo.

La nutrición:

Calorías: 78

Grasa: 2,3 g

Carbohidratos: 5 g

Proteínas: 6 g

Batidos de lechuga de Brasil (BLS)

Tiempo de preparación: 10 minutos

Tiempo de cocción: 0 minutos

Porciones: 1

Ingredientes:

- 1 taza de frambuesas
- ½ puñado de lechuga romana
- ½ taza de leche de nueces casera
- 2 nueces de Brasil
- ½ Uva grande con semilla
- 1 taza de agua de coco en gelatina suave
- Azúcar de dátiles al gusto

Direcciones:

1. En un recipiente limpio, enjuague la verdura con agua limpia.
2. Pique la lechuga romana y las frambuesas cortadas en cubos y añada los demás elementos a la licuadora y bata para lograr batidos homogéneos.
3. Sirve tu deliciosa desintoxicación medicinal.

La nutrición:

Calorías: 168

Grasa: 4,5 g

Carbohidratos: 31.3 g

Azúcar: 19,2 g

Proteínas: 3,6 g

Batido de manzana y plátano (Abs)

Tiempo de preparación: 10 minutos

Tiempo de cocción: 0 minutos

Porciones: 1

Ingredientes:

- I Taza de manzana en cubos
- ½ Burro Banana
- ½ taza de mango en cubos
- ½ taza de sandía en cubos
- ½ cucharadita de cebolla en polvo
- 3 cucharadas de zumo de lima
- Azúcar de dátiles al gusto (si lo desea)

Direcciones:

1. En un recipiente limpio, enjuague la verdura con agua limpia.
2. Ponga el plátano, la manzana, el mango y la sandía en cubos y añada otros elementos a la batidora y bátalos para conseguir batidos homogéneos.
3. Sirve tu deliciosa desintoxicación medicinal.

4. Como alternativa, se puede añadir una cucharada de cebolla roja cruda finamente cortada si no se dispone de cebolla en polvo.

La nutrición:

Calorías: 99

Grasa: 0,3g

Carbohidratos: 23 gramos

Proteínas: 1,1 g

Batido de jengibre y pera (GPS)

Tiempo de preparación: 10 minutos

Tiempo de cocción: 0 minutos

Porciones: 1

Ingredientes:

- 1 Pera grande con semilla y curada
- ½ Aguacate
- ¼ de puñado de berros
- ½ Naranja agria
- ½ taza de té de jengibre
- ½ taza de agua de coco
- ¼ de taza de agua de manantial
- 2 cucharadas de jarabe de agave
- Fecha Azúcar a satisfacción

Direcciones:

1. En primer lugar, hierve 1 taza de té de jengibre, tapa la taza y deja que se enfríe a temperatura ambiente.
2. Vierta todos los elementos de AGPS en su batidora limpia y homogenícelos hasta obtener un líquido suave.

3. Acaba de preparar un maravilloso batido romano de desintoxicación.

La nutrición:

Calorías: 101.

Proteínas: 1 g

Carbohidratos: 27 g

Fibra: 6 g

Batido de melón y amaranto (CAS)

Tiempo de preparación: 10 minutos

Tiempo de cocción: 0 minutos

Porciones: 1

Ingredientes:

- ½ taza de melón en cubos
- ¼ de puñado de amaranto verde
- ½ taza de leche de cáñamo casera
- ¼ de cucharadita de polvo de bromuro Plus del Dr. Sebi
- 1 taza de agua de coco
- 1 cucharadita de jarabe de agave

Direcciones:

1. Deberá enjuagar todos los elementos del ACAS con agua limpia.
2. Picar el amaranto verde, cortar el melón en cubos, transferir todo a una licuadora y batir hasta lograr un batido homogéneo.
3. Vierte en una taza limpia; añade el sirope de agave y la leche de cáñamo casera.
4. Revuélvalos y bébalos.

La nutrición:

Calorías: 55

Fibra: 1,5 g

Carbohidratos: 8 mg

Batido de garbanzos (GSS)

Tiempo de preparación: 10 minutos

Tiempo de cocción: 0 minutos

Porciones: 1

Ingredientes:

- 1 manzana grande cortada en cubos
- 1 Tomates frescos
- 1 cucharada de cebolla fresca finamente picada o ¼ de cucharadita de cebolla en polvo
- ¼ de taza de garbanzos hervidos
- ½ taza de leche de coco
- ¼ de calabaza mexicana en cubos Chayote
- 1 taza de té para aumentar la energía

Direcciones:

1. Deberá enjuagar los artículos AGSS con agua limpia.
2. Hervir 1½ Té Energético del Dr. Sebi con 2 tazas de agua limpia. Filtrar el extracto, medir 1 taza y dejar enfriar.
3. Cocer los garbanzos, escurrir el agua y dejarlos enfriar.
4. Vierta todos los elementos del AGSS en una batidora de alta velocidad y mezcle hasta conseguir un batido homogéneo.

5. Puede añadir azúcar de dátiles.

6. Sirve tu increíble batido y bebida.

La nutrición:

 Calorías: 82.

Carbohidratos: 22 g

Proteínas: 2 g

Fibra: 7 g

Batidos de fresa y naranja (SOS)

Tiempo de preparación: 10 minutos

Tiempo de cocción: 0 minutos

Porciones: 1

Ingredientes:

- 1 taza de fresas cortadas en dados
- 1 Parte posterior de la naranja sevillana extraída
- ¼ de taza de pepino en cubos
- ¼ de taza de lechuga romana
- ½ Kelp
- ½ Burro Banana
- 1 taza de agua de coco en gelatina suave
- ½ taza de agua
- Fecha Azúcar.

Direcciones:

1. Utilice agua limpia para enjuagar todos los elementos vegetales de ASOS en un recipiente limpio.
2. Pique la lechuga romana; corte en dados la fresa, el pepino y el plátano; retire el dorso de la naranja sevillana y divídala en cuatro.

3. Transfiera todos los elementos de ASOS dentro de una batidora limpia y bata hasta conseguir un batido homogéneo.

4. Vierta en una taza grande y limpia y fortifique su cuerpo con una desintoxicación sabrosa.

La nutrición:

Calorías 298

Calorías de la grasa 9.

Grasa 1g

Colesterol 2mg

Sodio 73mg

Potasio 998mg

Carbohidratos 68g

Fibra 7g

Azúcar 50g

Batido de tamarindo y pera (TPS)

Tiempo de preparación: 10 minutos

Tiempo de cocción: 0 minutos

Porciones: 1

Ingredientes:

- ½ Burro Banana
- ½ taza de sandía
- 1 Frambuesas
- 1 higo chumbo
- 1 Uva con semilla
- 3 Tamarindo
- ½ pepino mediano
- 1 taza de agua de coco
- ½ taza de agua destilada

Direcciones:

1. Utilice agua limpia para enjuagar todos los elementos del ATPS.
2. Quitar la vaina del tamarindo y recoger la parte comestible alrededor de la semilla en un recipiente.

3. Si tiene que usar las semillas, entonces tiene que hervirlas durante 15 minutos y añadirlas a la parte comestible del tamarindo en el recipiente.

4. Cortar todas las demás frutas vegetales en cubos y transferir todos los elementos a una batidora de alta velocidad y batir hasta conseguir un batido homogéneo.

La nutrición:

Calorías: 199

Carbohidratos: 47 g

Grasa: 1g

Proteínas: 6g

Batido de bayas de saúco (CES)

Tiempo de preparación: 10 minutos

Tiempo de cocción: 0 minutos

Porciones: 1

Ingredientes:

- ¼ de taza de bayas de saúco en cubos
- 1 cereza ácida
- 2 Grosella
- 1 Plátano Burro en cubos
- 1 Fig.
- 1 taza de té de 4 hojas de laurel
- 1 taza de té para aumentar la energía
- Fecha Azúcar para su satisfacción

Direcciones:

1. Utilice agua limpia para enjuagar todos los elementos de ACES
2. Hervir inicialmente ¾ de cucharadita de té potenciador de energía con 2 tazas de agua en una fuente de calor y dejar hervir durante 10 minutos.
3. Añadir 4 hojas de laurel y hervir todo junto durante otros 4 minutos.

4. Escurrir el extracto de té en una taza grande limpia y dejar que se enfríe.
5. Transfiera todos los elementos a una batidora de alta velocidad y mezcle hasta conseguir un batido homogéneo.
6. Vierta el sabroso batido medicinal en una taza limpia y bébalo.

La nutrición:

Calorías: 63

Grasa: 0,22g

Sodio: 1,1mg

Carbohidratos: 15.5g

Fibra: 4,8g

Azúcares: 8,25g

Proteínas: 1,6g

Batido de fresas Sweet Dream

Tiempo de preparación:1 5 minutos

Tiempo de cocción: 0

Porciones: 1

Ingredientes:

- 5 Fresas
- 3 Fechas - Fosas eliminadas
- 2 plátanos Burro o plátanos pequeños
- Agua de manantial para 32 onzas líquidas de batido

Direcciones:

1. Quitar la piel a los plátanos.
2. Lavar los dátiles y las fresas.
3. Incluya los plátanos, los dátiles y las fresas en el recipiente de la batidora.
4. Incluir un par de agua y mezclar.
5. Siga incluyendo el agua adecuada para persuadir hasta ser 32 onzas de batido.

La nutrición:

Calorías: 282

Grasa: 11g

Carbohidratos: 4g

Proteínas: 7g

Conclusión:

A estas alturas, ya deberías tener una idea bastante clara de lo maravilloso que son los Smoothies; sin embargo, hay una serie de alimentos diferentes, también conocidos como "Superfoods", que llevarán el factor salud de tus Smoothies al siguiente nivel.

Algunas de las más comunes e impresionantes son las siguientes:

- Varias bayas

- Plátanos

- Frutos secos y semillas comunes

- Verduras de hoja oscura

- Yogur y kéfir

- Aguacate

- Remolacha

- Avena

- Canela

- Cacao, cacao

- Jengibre

- Cúrcuma

- Té verde y matcha

- Granada y Acai

- Semillas de chía

Los 15 alimentos mencionados tienen un alto contenido en todos los nutrientes esenciales que necesita el cuerpo humano. Estos ingredientes son asequibles y fáciles de conseguir en casi todas las tiendas de comestibles, y lo mejor de todo es que añaden una increíble sensación de sabor a su batido.

Los batidos son una forma estupenda de tomar un desayuno energético sobre la marcha. A mí me gusta preparar los míos con antelación y llevármelos al trabajo por la mañana. Seguro que no sabías que los batidos están repletos de nutrientes como vitaminas, minerales, antioxidantes y fibra.

Lo más importante que hay que recordar cuando se trata de batidos es que beberlos tiene un beneficio. Si vas a beber un batido todos los días, tienes que asegurarte de que estás obteniendo algo de él.